# RECUEIL DE QUESTIONS

### POSÉES AUX

# EXAMENS DE MÉDECINE

---

## FIN DU DEUXIÈME ET CINQUIÈME DE DOCTORAT

### PATHOLOGIE INTERNE ET EXTERNE. — CLINIQUE

#### DEUXIÈME ET DERNIÈRE SÉRIE

## Comprenant 500 questions

---

## PARIS
### DELAHAYE, LIBRAIRE-ÉDITEUR
23, RUE DE L'ÉCOLE-DE-MÉDECINE

# RECUEIL DE QUESTIONS

## POSÉES AUX

# EXAMENS DE MÉDECINE

Imprimerie de L. TOINON et Cᵉ, à Saint-Germain.

# RECUEIL DE QUESTIONS

POSÉES AUX

# EXAMENS DE MÉDECINE

## FIN DU DEUXIÈME ET CINQUIÈME DE DOCTORAT

PATHOLOGIE INTERNE ET EXTERNE. — CLINIQUE

DEUXIÈME ET DERNIÈRE SÉRIE

## Comprenant 500 questions

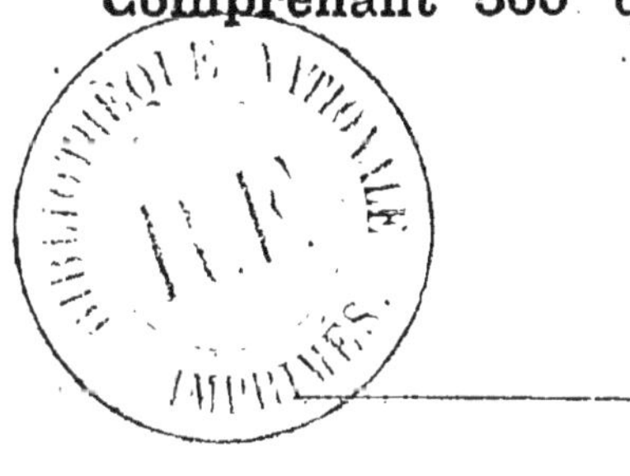
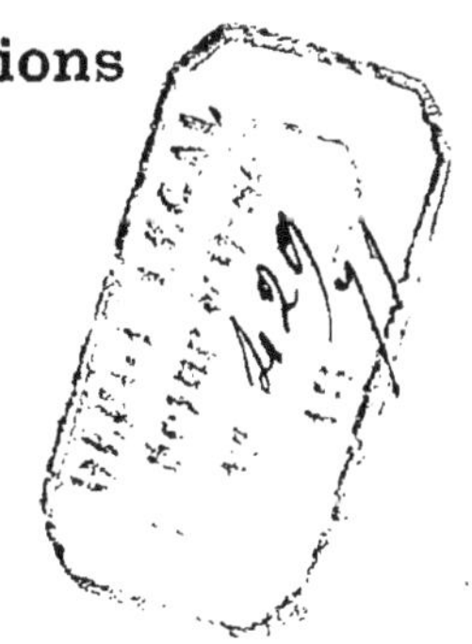

PARIS

DELAHAYE, LIBRAIRE-ÉDITEUR

23, RUE DE L'ÉCOLE-DE-MÉDECINE

# EXAMENS DE MÉDECINE

## PATHOLOGIE INTERNE ET EXTERNE. — CLINIQUE

## DEUXIÈME ET DERNIÈRE SÉRIE

501. D. Comment reconnaît-on que l'on a affaire
à une hydarthrose coxo-fémorale (Malgaigne)?
R. Le grand trochanter fait saillie parce que
la tête du fémur est repoussée en dehors
de la cavité cotyloïde par le liquide; —
entre la cuisse et la ligne médiane l'on
peut mettre le doigt.
502. D. Qu'est-ce que l'anévrysme diffus ?
R. C'est celui qui a lieu quand la tumeur se
rompant le sang se répand dans le tissu
cellulaire.

503. D. Qu'est-ce que l'encéphalocèle (Nélaton)?

R. C'est une tumeur formée par les méninges et la substance cérébrale.

504 D. Chez quelles personnes et à quel endroit se trouve cette tumeur ?

R. Elle se trouve chez les enfants à la racine du nez ; on la confond souvent avec les kystes ; elle est très-dangereuse à opérer.

505. D. Dans quel cas ne trouve-t-on pas de la fibrine dans l'hydropisie ?

R. On n'en trouve pas dans l'hydropisie active, on n'en trouve pas dans l'hydropisie passive, il en est de même dans l'hydro-pneumothorax.

506. D. Qu'arrive-t-il aux tumeurs érectiles que l'on abandonne à elles-mêmes ?

R. Elles s'étendent sans cesse, s'ulcèrent et donnent lieu à des hémorrhagies.

507. D. Que trouve-t-on dans l'œdème de la glotte dans les replis arythénoépiglottiques (Cruveilher)?

R. Du pus.

508. D. Qu'est-ce que la cataracte (Jarjavay)?

R. C'est l'obstacle au passage du rayon lumineux.qui a son siége dans l'intérieur de l'œil.

509. D. Quels sont les symptômes de la tumeur blanche ?

R. Gonflement, impossibilité de mouvement, abcès, fistules.

**510.** D. Comment divise-t-on les tumeurs blanches?

R. En tumeur blanche des os et tumeur blanche des parties molles.

**511.** D. Quelles sont les tumeurs blanches les plus fréquentes?

R. Ce sont celles du genou et puis celles de la hanche, ensuite celles du coude.

**512.** D. Qu'appelle-t-on tannes?

R. Ce sont de petites loupes qui renferment une matière sébacée noircie par la poussière ; elles contiennent souvent de petits crustacés ou des acarus ; les gens du monde les appellent les vers du nez.

**513.** D. Qu'est-ce qu'une loupe?

R. C'est l'hypertrophie d'un follicule sébacé.

**514.** D. L'urine et la sueur sont colorées en jaune dans l'ictère, en est-il de même de la salive?

R. Non.

**515.** D. Comment Piorry appelle-t-il l'ictère ?

R. Cholémie.

**516.** D. Que trouve-t-on du côté de la peau dans l'ictère ?

R. La peau est huileuse, l'on y éprouve des démangeaisons.

**517.** D. Un épanchement pleurétique à gauche est-il plus dangereux qu'à droite ?

R. Oui, à cause du cœur qui est refoulé à droite.

518. D. Quand fait-on la thoracenthèse?

R. Quand l'épanchement remplit la poitrine et qu'il y a menace de suffocation.

519. D. Comment sont situées les ulcérations dans la syphilis?

R. Les primaires sont superficielles, les secondaires sont sous la peau, les tertiaires sont situées très-profondément.

520. D. Quel est le signe de l'insuffisance et du rétrécissement auriculo-ventriculaire?

R. Le bruit de souffle s'entend à la pointe, le pouls est petit.

521. D. Quel est le signe de l'insuffisance ou du rétrécissement aortique?

R. Le bruit de souffle s'entend à la base et le pouls est rebondissant.

522. D. Si le bruit de souffle s'entend au premier temps, si le pouls est rebondissant, si le bruit de souffle s'entend à la base, à quoi a-t-on affaire?

R. L'on a affaire à un rétrécissement aortique.

523. D. Si c'est au deuxième temps que l'on entend le bruit de souffle, si c'est à la base et que le pouls soit rebondissant, à quoi a-t-on affaire?

R. A une insuffisance aortique.

524. D. Si le pouls est petit, doux, régulier, que le bruit de souffle s'entende à la pointe et que ce soit au premier temps, à quoi a-t-on affaire?

R. A une insuffisance auriculo-ventriculaire.

525. D. Si c'est au deuxième temps ?

R. A un rétrécissement auriculo-ventriculaire.

526. D. Quelle différence y a-t-il entre l'éclampsie et l'hystérie ?

R. C'est que dans l'éclampsie il y a perte de connaissance tandis que dans l'hystérie il n'y a pas toujours perte de connaissance.

527. D. De quoi meurt-on le plus souvent dans la variole ?

R. De pustules dans le larynx.

528. D. La kérato-conjonctivite granuleuse est-elle une maladie grave ?

R. Oui, tellement grave qu'on n'en guérit jamais.

529. D. Quelle est sa cause ?

R. L'ophthalmie purulente.

530. D. Dans quelle armée voit-on surtout cette maladie ?

R. Dans l'armée belge.

531. D. Quelle est la maladie des yeux qui affecte les enfants scrofuleux ?

R. C'est la kératite scrofuleuse.

532. D. Quelles sont les suites de cette maladie ?

R. Elle laisse des taches dans la cornée qui amènent sa perforation et en conséquence la hernie de l'iris ou staphylome.

533. D. Par suite de quoi vient cette perforation ?

R. Par l'amincissement de la cornée qui s'ulcère.

534. D. Quand sait-on qu'un ulcère de la cornée va guérir ?

R. Quand le fond de l'ulcère perd sa transparence, parce qu'alors il se forme une membrane pyogénique.

535. D. Comment se traite l'ophthalmie blennorrhagique ?

R. Par le moyen de douches incessantes et par l'emploi de sulfate d'atropine.

536. D. Quelle est l'hydrocèle la plus commune ?

R. C'est l'hydrocèle de la tunique vaginale. (Vid. 418.)

537. D. Comment est placé le testicule dans cette hydrocèle ?

R. Il est placé en arrière, en haut et en dedans.

538. D. Est-ce une maladie grave ?

R. Non.

539. D. Comment guérit-on l'hydrocèle ?

R. Par la ponction et l'injection iodée.

540. D. Si le liquide qui sort de l'hydrocèle après la ponction est opalin et filant quel symptôme est-ce ?

R. C'est signe qu'il y a épanchement du sperme.

541. D. Quelles sont les affections auxquelles prédispose l'hydrocèle ?

R. Elle prédispose à l'hématocèle soit de la tunique vaginale, soit du cordon.

542. D. De quoi est composée l'injection iodée?
   R. De 2 parties d'eau contre une partie d'iode,
      on y ajoute aussi de l'iodure potassique.

543. D. Quel procédé emploie-t-on dans ce cas
      pour ponctionner l'hydrocèle?
   R. On ponctionne la partie inférieure des
      bourses après avoir repoussé le testicule.

544. D. Faut-il tenir la canule pendant que le
      liquide s'écoule ?
   R. Non, il faut l'abandonner à elle-même.

545. D. Combien de temps laisse-t-on l'injection ?
   R. 4 ou 5 minutes, puis on retire vivement la
      canule après avoir laissé s'écouler pres-
      que tout l'iode.

546. D. L'inflammation combien de temps se ma-
      nifeste-t-elle après l'injection?
   R. 4 ou 5 heures après.

547. D. Quelle est la cause la plus fréquente du
      cancer des lèvres?
   R. C'est l'usage immodéré de pipes trop
      courtes.

548. D. Quels sont les symptômes de la fièvre gas-
      trique?
   R. Langue large, épaisse, blanchâtre, ano-
      rexie, soif, nausées, vomissements, accès
      de fièvre la nuit.

549. D. Le bruit de souffle carotidien s'entend-il
      à droite ou à gauche ?
   R. A droite, aussi n'ausculte-t-on jamais à
      gauche.

**550.** D. Qu'arrive-t-il au troisième degré dans la phthisie ?

R. Des sueurs très-abondantes surtout la nuit, une émaciation très-remarquable et le marasme.

**551.** D. Qu'est-ce qui caractérise l'anémie ?

R. Le pouls est petit, les veines et les artères sont diminuées de volume, les muqueuses sont pâles.

**552.** D. Comment est le bruit de souffle des carotides ?

R. Il est continu et à double courant ; ce double courant est dû au prolongement du son dans l'artère, il s'entend pendant la systole et la diastole ; ce bruit ne se passe que dans les artères et non dans les veines.

**553.** D. A quoi peut-on comparer les contusions ?

R. Aux brûlures ; il y a trois degrés : ecchymose, phlyctènes, eschares.

**554.** D. Quel est le plus grave, de l'infiltration ou du dépôt de sang ?

R. Le dépôt est plus grave parce que le sang se résorbe moins facilement que dans l'infiltration, aussi change-t-on une bosse sanguine en infiltration en brisant le kyste et en refoulant le sang dans les parties voisines.

**555.** D. Combien y a-t-il d'espèces d'ongles incarnés.

R. Deux, le syphilitique et le non syphilitique.

556. D. Comment se divise le non syphilitique?
R. En deux espèces; dans l'une l'ongle va
trouver les chairs, dans l'autre les chairs
vont trouver l'ongle.

557. D. Par quoi est caractérisée l'invasion d'é-
clampsie des femmes en couches?
R. Tout à coup la femme dit qu'elle ne dis-
tingue plus les objets, qu'elle ne voit
plus, elle est prise d'une céphalalgie intense.

558. D. Comment meurent les tétaniques?
R. Ils meurent par asphyxie.

559. D. Comment traite-t-on les tétaniques?
R. Par l'opium, les solanées, le chloroforme,
les saignées, dans le tétanos traumatique il faut débrider la plaie.

560. D. Comment sera-t-on averti qu'un phleg-
mon va s'abcéder?
R. Par des douleurs gravatives et les fris-
sons erratiques.

561. D. Dans le cas d'écrasement et de fracture
des os de la main où met-on l'attelle?
R. Seulement à la face palmaire et tout le
long de la main, mais non à la face dor-
sale.

562. D. Dans l'épididymite blennorrhagique, d'où
vient l'inflammation, comment se pro-
page-t-elle?
R. De la portion prostatique qui commence

1.

à s'enflammer, puis le canal déférent, puis l'épididyme.

563. D. Quel est le point malade dans l'épididymite?

R. C'est la muqueuse, l'inflammation peut gagner le tissu cellulaire et les veines.

564. D. Quelle différence y a-t-il entre le râle crépitant et le sous-crépitant au point de vue de l'auscultation?

R. C'est que le râle crépitant ne s'entend que pendant l'inspiration et le râle sous-crépitant pendant l'inspiration et l'expiration.

565. D. Dans la pleurésie, quand l'épanchement est peu fort, qu'entend-on à l'auscultation?

R. Diminution du murmure respiratoire.

566. D. De l'hémorragie cérébrale ou du ramollissement, quelle est celle de ces deux maladies qui produit des contractures?

R. Le ramollissement. (Vid. 432.)

567. D. Un individu paralysé est couché dans son lit, comment constater qu'il est plus paralysé d'un côté que de l'autre?

R. On laisse pour cela tomber successivement les deux membres d'un même côté après les avoir soulevés, puis les deux membres du côté opposé, et ceux qui tombent le plus vite sont les plus paralysés; si le bras droit et la jambe droite tombent plus vite que le bras gauche et la jambe gauche, c'est signe que le côté droit est plus paralysé que le gauche.

568. **D.** Comment distinguer une hémorrhagie cérébrale d'une simple congestion?

**R.** C'est que dans la congestion la face n'est pas déviée, la langue n'est pas paralysée ou du moins la paralysie est plus rare dans la congestion que dans l'hémorrhagie; dans cette dernière, la marche de la paralysie est foudroyante.

569. **D.** Quelles sont les différentes formes que revêt la fièvre typhoïde à son début?

**R.** On la divise en fièvre typhoïde avec embarras gastrique, — en forme inflammatoire, — forme muqueuse, — forme bilieuse, — ou bien encore on la divise en trois formes principales : forme cérébrale, — forme thoracique; — forme abdominale, d'après le siége de la maladie.

570. **D.** Faire le diagnostic différentiel entre la méningite et la fièvre typhoïde au début?

**R.** Dans la méningite il y a des convulsions, céphalalgie frontale ou sus-orbitaire, tandis que dans la fièvre typhoïde, la céphalalgie est moins intense et est moins persistante. Dans la méningite il y a des vomissements presque toujours et de la constipation, tandis que dans la fièvre typhoïde il y a diarrhée et rarement des vomissements; le pouls est lent dans la

méningite et très-fréquent dans la typhoïde, la rate dans la fièvre typhoïde
est hypertrophiée et les poumons splé-
nisés.

571. D. La pneumonie hypostatique est-elle une
véritable pneumonie?

R. Non, c'est une congestion.

572. D. Dans le cas d'éclampsie que donne-t-on?

R. Le chloroforme.

573. D. L'hydrocèle de la tunique vaginale est-
elle douloureuse?

R. Non, à moins qu'elle ne soit compliquée
d'orchite.

574. D. Combien y a-t-il d'espèces d'hydrocèles?

R. Il y a l'hydrocèle de la tunique vaginale,
— l'hydrocèle enkystée du cordon, — l'hydrocèle par infiltration, — l'hydrocèle épididymaire.

575. D. Sous quelle forme se présente l'hydrocèle épididymaire?

R. Sous forme de petits kystes ou de petites
poches remplies de sérosité et qui tien-
nent à l'épididyme.

576. D. Quel est le diagnostic différentiel du
kyste épididymaire et du kyste vaginal?

R. L'on trouve plus facilement le testicule
dans le kyste épididymaire que dans le
kyste vaginal.

577. D. Comment peut-on diagnostiquer l'hydrocèle simple de l'hydrocèle double?

R. Dans l'hydrocèle simple on sent le testi-

cule du côté ou il n'y a pas d'épanchement, tandis que dans l'hydrocèle double
l'épanchement masque presque complé-
tement les testicules.

578. D. Dans l'épididymite et dans l'orchite, qu'é-
prouve le malade?

R. Il éprouve une vive douleur dans le cordon quand on le presse, il ressent aussi
une douleur dans l'aine et dans les reins;
de plus, il y a le cordon et les bourses qui
sont rouges, — inflammation du scrotum.

579. D. Quel est le traitement de l'orchite et de
l'épididymite ?

R. Cataplasmes — puis ponction — injection
vineuse ou iodée.

580. D. Que peut produire une blennorrhagie qui
dure depuis 18 mois?

R. Le rétrécissement.

581. D. Pourquoi la blennorrhagie produit-elle le
rétrécissement?

R. Parce que dans la blennorrhagie le tissu
cellulaire sous-muqueux s'est épaissi.

582. D. Comment sait-on que le rétrécissement
est produit par des ulcérations ou des
granulations ?

R. Parce qu'en portant le doigt sous le canal
on a la sensation de cordes et de no-
dosités.

583. D. Quel est le traitement du rétrécissement?
R. La sonde et la dilatation.

584. D. Quels sont les rétrécissements qui ne peuvent être dilatés?

R. Ce sont les rétrécissements anciens et fibreux.

585. D. Comment la bougie produit-elle la dilatation?

R. Les uns disent que c'est par son action mécanique, d'autres par son action vitale, car la bougie irrite le canal, d'où sécrétion blennorrhagique abondante qui, selon ces auteurs, dégonfle le canal en le dégorgeant.

586. D. Comment est le pouls dans l'insuffisance aortique? (Vid. 524.)

R. Il est fort, rebondissant, redoublé comme dans la fièvre typhoïde.

587. D. Quels sont les autres signes de l'insuffisance aortique?

R. Palpitations du cœur, — rhumatisme, — bruit de souffle, maximum d'intensité à la base se prolongeant dans les carotides, jambes infiltrées, la face cyanosée, les lèvres bleues.

588. D. Quels sont les symptômes de la phthisie au 2e degré? (Vid. 242.)

R. A l'auscultation, craquements humides au sommet du poumon, respiration prolongée, rude. Amaigrissement, fièvre, sueurs nocturnes, toux sèche avec expectoration de crachats numullaires et purulents.

589. D. Combien l'enchondrome met-il de temps
à se développer?

R. 3 ou 4 ans.

590. D. Combien y a-t-il d'espèces de conjonc-
tivites?

R. Il y a la conjonctivite simple, palpébrale,
granuleuse, catarrhale.

591. D. La conjonctivite granuleuse est-elle dangereuse et contagieuse?

R. Oui, elle est contagieuse et dangereuse en
Belgique.

592. D. Pourquoi est-elle dangereuse?

R. Parce que le frottement des granulations
enflamme la cornée et amène une kératite
et par suite la fonte de l'œil.

593. D. Quelle est la conjonctivite la plus simple
et qui se présente le plus souvent?

R. C'est la conjonctivite catarrhale.

594. D. Combien y a-t-il d'espèces de kératites?

R. Deux espèces : la primitive et la secondaire.

595. D. Quelle est la plus grave?

R. C'est la secondaire si le malade est lym-
phatique, rhumatisant, ou si elle succède
à une iritis.

596. D. Quelles sont les différentes espèces d'opacité de la cornée produites par la kératite?

R. Il y a les opacités vasculaires et celles
qui ne le sont pas.

597. D. Comment se manifeste l'opacité non vas-
culaire?

R. Elle se manifeste par la perte du poli de la cornée avec ulcération, enfin la cornée usée et dépolie se perfore.

598. D. Qu'appelle-t-on noli me tangere ?
R. C'est le cancer des ramoneurs.

599. D. Qu'entend-on par tumeurs non malignes ?
R. Ce sont celles qui ne récidivent pas.

600. D. Quel autre nom donne-t-on aux abcès par congestion ?
R. On les appelle abcès ossifluents par congestion.

601. D. Qu'entend-on pas abcès circumvoisins?
R. Ce sont ceux qui se font au voisinage de l'os malade, mais beaucoup moins loin que les abcès par congestion.

602. D. Qu'est-ce qu'un abcès métastatique ?
R. C'est celui qui abandonne un organe, par exemple la cuisse, pour se transporter au poumon.

603. D. Y a-t-il des abcès diffus?
R. Non, il y a des phlegmons diffus, mais non des abcès diffus, parce que l'abcès étant limité ne peut être diffus.

604. D. Comment saura-t-on qu'une personne a une fistule complète ?
R. Si son linge est sali, s'il s'échappe des gaz on doit soupçonner la fistule, l'on écarte la marge de l'anus et l'on constate la fistule.

605. D. Comment sait-on que l'on a affaire à une
fistule à l'anus?

R. L'on introduit d'abord un stylet pour
reconnaître le trajet de la fistule, puis
ensuite le doigt dans l'anus, et si l'on sent
alors le point infundibuliforme qui est
le point qui communique avec la fistule,
l'on a affaire à une fistule complète.

606. D. Que fait-on contre les fistules borgnes
externes?

R. Des injections à la teinture d'iode.

607. D. Et si la fistule est complète, que fait-on?

R. On incise.

608. D. Un individu a un embarras de la parole,
est-ce grave?

R. Oui, car il peut tomber en paralysie.

609. D. Quelles sont les maladies des ovaires?

R. L'inflammation, — les kystes, — les cancers, — les tubercules, — l'hydropisie, —
l'hémorrhagie, — l'atrophie, — l'hypertrophie, — les déplacements.

610. D. Quand l'inflammation des ovaires est-
elle commune?

R. A la suite de couches.

611. D. Qu'est-ce qui complique l'état des femmes en couches?

R. C'est la septicémie (infection putride du
sang) (Piorry).

612. D. Comment distinguer une névrite d'une
névralgie?

R. C'est que la névralgie est intermittente, la névrite jamais.

613. D. Quels sont les symptômes de la gengivite ulcérée?

R. La muqueuse gengivale est rouge, puis au bord libre des gencives il y a des ulcérations avec du pus, ces ulcérations sont grisâtres, le malade ouvre difficilement la bouche, il crache difficilement, — ptyalisme.

614. D. Quelles sont les causes de cette maladie?

R. C'est la malpropreté des dents, ou l'action du mercure, ou une dent de sagesse qui ne peut sortir.

615. D. Quel sera le traitement?

R. L'alun, — l'acide chlorhydrique.

616. D. Que ferait-on si c'était la dent de sagesse qui en fût la cause?

R. Il faudrait faire l'incision de la gencive, pour laisser passer la dent de sagesse, ou bien arracher la dent qui est à côté et qui l'empêche de sortir.

617. D. Quel est l'organe qui est en rapport constant avec le cœur (Piorry)?

R. C'est le foie, il n'en est pas de même de la rate; quand le foie n'a que 12 centimètres à la percussion, le cœur n'en a que 10, quand le foie en a 14, le cœur en a 12.

618. D. Dans la conjonctivite quelle est la couleur de la conjonctive?

R. L'œil est rouge vineux, mais la rougeur

va en augmentant à mesure qu'elle s'éloigne de la cornée, tandis que dans la kératite la conjonctive est rouge vermillon autour de la cornée, de plus elle est rayonnée, d'ailleurs il y a ulcération dans la cornée.

619. D. Quel est le traitement?

R. Nitrate d'argent et pas d'émollients, le calomel jusqu'à salivation.

620. D. Qu'est-ce que le bourbillon?

R. C'est un peloton de tissu cellulaire sous-cutané gangrené.

621. D. De combien de parties est composée la peau?

R. D'une partie feutrée et d'une partie lamelleuse.

622. D. Quelle est celle de ces parties qu'occupe le bourbillon?

R. C'est la partie feutrée qui se pelotonne et qui se gangrène, c'est donc le tissu cellulaire graisseux et filamenteux des mailles profondes internes qu'il occupe.

623. D. Quel est le traitement du furoncle?

R. Inciser dès le commencement, cataplasmes, onguent de la mère.

624. D. Y a-t-il des phthisies sans bronchite?

R. Non.

625. D. Combien y a-t-il de formes de phthisies galopantes?

R. Deux formes, l'une qui survient sans que les individus soient phthisiques, l'autre

au contraire a lieu les individus étant
déjà phthisiques.

626. D. A quelle maladie ressemble l'éclampsie?
R. A l'épilepsie.

627. D. Chez quelles personnes a lieu l'éclampsie?
R. Chez les enfants qui ont la rougeole au
commencement de la maladie,— ou bien
encore chez les enfants qui font leurs
dents.

628. D. L'éclampsie qui arrive au commencement d'une pyrexie est-elle grave ?
R. Non, mais à la deuxième ou troisième période c'est très grave.

629. D. Combien dure la coqueluche ?
R. Trois mois.

630. D. Quel est le traitement de cette maladie ?
R. L'ipéca et la belladone.

631. D. A quoi équivaut un demi-milligramme
d'atropine ?
R. A cinq centigrammes de belladone.

632. D. Que deviennent les plaques de Péyer dans
la fièvre typhoïde ?
R. Elles se gaufrent, s'indurent, s'ulcèrent.

633. D. Dans le rhumatisme, quelle est généralement la chaleur, quel est le pouls ?
R. Le pouls bat à 112 et la peau est à 40°.

634. D. Quelle quantité de sang faut-il retirer
dans ce cas-là (Piorry) ?
R. Au moins 400 grammes; si l'on voulait en
tirer moins que cela il vaudrait mieux ne
pas saigner.

635. D. Dans la phthisie où ausculte-t-on le malade ?

R. Non-seulement à la région claviculaire
mais encore dans la fosse sus et sous-
épineuse.

636. D. Pour constater la fracture d'une côte que
fait-on ?

R. Il faut embrasser la poitrine avec la main,
puis on fait tousser le malade et on entend la crépitation ou plutôt on la suit
sous le doigt.

637. D. Qu'est-ce qu'on entend par ulcères variqueux ?

R. Ce sont des ulcères atoniques qui se cica-
trisent difficilement et se rompent ou se
déchirent facilement; les bords sont lie
de vin, les bourgeons charnus sont mol-
lasses.

638. D. A quoi donnent lieu ces ulcères ?

R. A une adénite des ganglions de l'aine
quand ils sont situés à la face interne
de la jambe.

639. D. Si les ulcères variqueux sont à la face
externe de la jambe quels sont les ganglions qui sont engorgés ?

R. Ce sont ceux du creux poplité.

640. D. Quel est le traitement des ulcères variqueux ?

R. La compression avec des bandelettes de
diachylon.

641. D. Y a-t-il beaucoup de congestion dans les
fièvres pernicieuses ?

R. Oui, dans les poumons, le cerveau, le
cœur, les reins.

642. D. Quels sont les symptômes de la maladie
de Bright?

R. Mouvement fébrile, hématurie, œdème
considérable.

643. D. Quel est le traitement?

R. Alimentation tonique, fer, quinquina,
tannin, bains de vapeur, frictions sèches,
purgatifs.

644. D. Quand la maladie de Bright prend une
forme chronique, où se font les épanchements ?

R. Ils se font dont les cavités séreuses.

645. D. Peut-on ordonner des bains pendant la
période prodromique du rhumatisme ?

R. Non.

646. D. Quel est le traitement du rhumatisme?

R. Sulfate de quinine, 1 gramme 50 c. par
jour.

647. D. A quoi peut donner lieu un rhumatisme
articulaire aigu ?

R. Il peut donner lieu à un rhumatisme cé-
rébral.

648. D. Comment distinguer la diarrhée de la
dysenterie ?

R. Dans la diarrhée il n'y a pas de fièvre,
pas de ténesme, pas de sang dans les
selles comme dans la dysenterie.

649. D. Quel est le traitement de la dysenterie?

R. D'après la méthode brésilienne 4 grammes d'ipéca; si cette méthode ne réussit pas l'on a recours au calomel puis enfin aux lavements au nitrate d'argent.

650. D. De tous les médicaments mercuriaux quel est celui qui est préférable?

R. C'est la liqueur de Wanswieten, parce que ce médicament est mieux supporté que les iodures de mercure.

651. D. A quelle paupière se trouvent les granulations dans la blépharite granuleuse?

R. A la paupière supérieure; il faut donc retrousser cette paupière pour y appliquer le nitrate d'argent ou le sulfate de cuivre.

652. D. Comment est le liquide contenu dans l'hydrocèle quand il y a dedans de la cholestérine?

R. Il est comme du bouillon gras.

653. D. Pourrait-on opérer une hydrocèle le malade étant debout?

R. Non, on aurait à craindre la syncope.

654. D. Qu'est-ce qui suit fatalement toutes les opérations des organes génitaux qui se font debout?

R. La syncope.

655. D. Comment prépare-t-on l'injection iodée dans l'hydrocèle?

R. Deux cuillerées d'eau pour une cuillerée de teinture d'iode.

656. D. Que présente de dangereux cette injection ?

R. L'on a à craindre que la teinture ne vienne à tomber dans le tissu cellulaire de la plaie, aussi est-ce le chirurgien qui tient lui-même la canule et fait-il pousser l'injection par un aide.

657. D. Quel est le traitement de la coqueluche ?

R. Ipeca et belladone.

659. D. Qu'arrive-t-il souvent à la suite de la coqueluche ?

R. Il survient de la conjonctivite, il survient aussi des ecchymoses, mais elles ne sont pas dangereuses.

660. D. D'où provient la conjonctivite dans ce cas ?

R. Des efforts que le malade fait en toussant.

661. D. Chez qui trouve-t-on la méningite tuberculeuse ?

R. Chez les enfants.

662. D. Laquelle des deux méningites simple et tuberculeuse produit le plus de pus ?

R. La méningite simple et franche.

663. D. De la méningite simple ou tuberculeuse, quelle est celle des deux qui offre le plus de délire ?

R. La méningite simple ; dans la méningite tuberculeuse, le délire manque.

664. D. Quelle est celle des deux qui dure le plus longtemps ?

R. La méningite tuberculeuse.

665. D. Qu'arrive-t-il du côté des méninges dans
la méningite tuberculeuse?

R. Il y a épanchement de sérosité.

666. D. Dans laquelle de ces maladies entend-on
les cris hydrencéphaliques?

R. Dans la méningite tuberculeuse.

667. D. Quelle est celle de ces maladies qui offre
les douleurs de tête les plus excessives?

R. La méningite tuberculeuse.

668. D. Quelle est celle des deux où il y a le plus
de convulsions?

R. Dans la méningite simple.

669. D. De quoi est accompagnée la méningite?

R. De contractures et d'éclampsie.

670. D. Comment est le pouls?

R. Irrégulier, la peau chaude.

671. D. Quel est le diagnostic entre la fièvre typhoïde et la méningite tuberculeuse au
début?

R. Du côté de la peau il y a une tache mé-
ningitique; lorsqu'on promène le doigt sur
la peau, en appuyant, c'est une traînée
rouge qui n'a pas lieu au début de la
fièvre typhoïde.

672. D. Dans la méningite tuberculeuse où siégent les granulations?

R. On en trouve non-seulement dans les
méninges, mais encore dans les autres
organes.

673. D. A quelle heure a lieu le délire nerveux,

2

soit dans les pyrexies, soit dans les phleg-
masies ?

R. Il a lieu surtout pendant la nuit.

674. D. Quelles sont les causes qui empêchent la
formation du cal ?

R. Ce sont les diathèses et les cachexies
cancéreuses, tuberculeuses, syphilitiques,
scorbutiques.

675. D. Quelles sont les causes locales qui empêchent la formation du cal ?

R. Défaut d'immobilité du membre ; ainsi,
dans la fracture intracapsulaire, parce
que le fragment supérieur n'est pas
nourri.

676. D. Quelles sont les fractures non consolidées
les plus fréquentes ?

R. Ce sont celles de l'humérus, la fracture
moyenne du bras.

677. D. Quelle est la maladie la plus grave, de la
pneumonie ou de la pleurésie ?

R. La pneumonie, parce qu'elle attaque le
parenchyme du poumon.

678. D. Comment distinguer les fièvres rémittentes des fièvres continues avec pa-
roxysmes ?

R. Les fièvres rémittentes sont presque toujours pernicieuses, et elles se traitent de
la même manière que celles-ci.

679. D. Par quoi se manifeste la paralysie générale au début ?

R. Il y a d'abord tremblement, embarras de

'la langue, convulsions, délire ambitieux.

680. D. Quel moyen emploie-t-on pour produire une anesthésie locale?

R. On peut employer des sachets de glace, ou bien on jette de l'éther goutte à goutte, et à l'aide d'un soufflet on le fait évaporer; l'acide carbonique fait cesser la douleur des plaies, — la ligature.

681. D. Que trouve-t-on dans les paralysies générales quand on ne trouve pas d'hémorrhagie dans le cerveau?

R. Le plus souvent c'est le ramollissement superficiel avec adhérence de la membrane.

682. D. Pour reconnaître une fracture du radius à vue d'œil que fait-on?

R. On fait placer la main de profil et on voit le dos de la fourchette.

683. D. Comment peut-on s'assurer qu'une personne a une fracture de la cuisse?

R. On glisse la main sous la cuisse que l'on suppose fracturée et on la soulève; alors, si elle est fracturée, elle forme un arc dont le sommet est en haut.

683 *bis*. D. Comment est tourné le pied dans la fracture de la cuisse?

R. Le pied est tourné en dehors.

684. D. Symptômes de la fracture du col du fémur?

R. Le malade ne peut soulever son membre; si le médecin le soulève et l'abandonne à

son propre poids, le membre retombe
aussitôt.

685. D. De quoi sont compliquées toutes les fractures extracapsulaires ?

R. D'ecchymoses ; il n'en est pas de même
dans l'intracapsulaire.

686. D. Que faut-il faire dans la fracture intracapsulaire ?

R. Il faut maintenir le membre dans l'extension et dans l'extracapsulaire l'abandonner à lui-même.

687. D. De quelle couleur sont les calculs biliaires?

R. Ils peuvent être noirâtres, jaunâtres, ver-
dâtres.

688. D. De quelle couleur est la cholestérine!

R. Elle est blanche.

689. D. Où se forment les calculs biliaires ?

R. Dans la vésicule du fiel, le canal cystique
ou le canal cholédoque.

690. D. Où la douleur commence-t-elle dans la
colique hépatique?

R. Dans la région épigastrique.

691. D. Le malade ne souffre-t-il que là ?

R. Il souffre encore dans l'épaule droite.

692. D. Si le calcul est situé dans le canal cystique y aura-t-il de l'ictère?

R. Non, car dans ce cas la bile pourrait cou-
ler dans le duodénum par le canal
cholédoque, mais il n'en serait plus de

même si le calcul bouchait ce canal, alors il y a toujours ictère.

693. D. Dans quel cas y a-t-il colique hépatique sans ictère ?

R. Dans le cas où le calcul se trouve dans la vésicule du fiel ou dans le canal cystique.

694. D. Le calcul met-il longtemps pour arriver au duodénum ?

R. Quelquefois des mois entiers.

695. D. Quand le calcul est tombé dans le duodénum, y a-t-il encore des accidents à redouter ?

R. Oui, il peut donner lieu à des pierres intestinales qui peuvent provoquer des vomissements et même des étranglements.

696. D. Dans quel cas se produit l'hydropneumothorax ?

R. Dans la phthisie, un seul tubercule peut perforer la plèvre. — Dans la gangrène du poumon — dans le cancer du poumon, — dans l'emphysème pulmonaire.

697. D. Quels sont les symptômes de l'hydropneumothorax ?

R. Dyspnée extrême — douleur très-vive — succussion hippocratique, gargouillement, tintement métallique, souffle amphorique.

698. D. Que produit la chlorose du côté des règles ?

R. Les règles diminuent.

699. D. Qu'est-ce que le spina-bifida ?

2.

R. C'est une tumeur située sur le rachis dans la région inférieure.

700. D. Par quoi est constituée la poche ?

R. Par l'arachnoïde et la dure-mère.

701. D. Quel liquide contient-elle ?

R. Le liquide rachidien.

702. D. Le spina-bifida est-il grave ?

R. Très-grave abandonné à lui-même.

703. D. Que doit faire le chirurgien ?

R. Il cherche à produire une inflammation adhésive avec injection iodée.

704. D. Dans quel cas n'emploie-t-on pas la teinture d'iode en injection dans l'hygroma ?

R. C'est quand la bourse séreuse est-très épaissie ou que l'inflammation est très-forte.

705. D. Où faut-il faire l'incision dans l'hygroma ?

R. Il faut la faire petite de côté et passer un tube à drainage (Chassaignac).

706. D. Que fait-on contre l'hydarthrose ?

R. Le repos, l'injection iodée, la compression avec des bandelettes de diachylon afin de dessécher la tumeur, — immobilité du membre.

708. D. Quel pronostic ?

R. Très-variable ; quelquefois le malade est guéri après quelques jours de traitement, quelquefois au bout de six mois.

709. D. Que fait-on contre la gastralgie des nourrices ?

R. On leur fait sevrer leur enfant.

710. D. A la palpation qu'offre la poitrine dans la pleurésie?

R. Elle offre de la résistance et absence de vibrations.

711. D. A quoi a-t-on comparé la pulpe cérébrale dans le ramollissement?

R. A de la crème ou de la bouillie.

712. D. Combien y a-t-il de périodes dans le ramollissement.

R. Deux, la période de ramollissement rouge et celle de ramollissement blanc.

713. D. D'où provient le ramollissement?

R. D'une inflammation, c'est pourquoi plus tard il y a abcès.

714. D. Quel est le ramollissement qui n'est jamais rouge?

R. C'est celui qui provient de la gangrène du cerveau.

715. D. Quand sait-on qu'il y a cyrrhose?

R. Quand il y a une ascite qui est venue lentement, amaigrissement, état de consomption du malade.

716. D. Une personne perd la parole, à quoi est-ce dû?

R. A un épanchement dans le corps strié.

717. D. Quel est le diagnostic différentiel entre les tubercules douloureux sous-cutanés et les névromes?

R. Les tubercules douloureux sont ainsi appelés parce qu'ils sont très-douloureux;

on les trouve aux pieds, surtout chez les femmes, tandis que les névromes sont moins douloureux et sont toujours situés sur le trajet d'un nerf.

718. D. Qu'est-ce que l'onyxis?

R. C'est l'inflammation de la matrice de l'ongle.

719. D. Que fait-on contre l'ongle incarné?

R. Il faut non-seulement l'enlever, mais encore détruire la matrice.

720. D. Combien y a-t-il d'espèces d'onyxis?

R. Il y en a quatre, aigu, chronique, spontané et traumatique.

721. D. L'hypopion est-il une maladie grave?

R. Non, parce que le pus se résorbe très-vite.

722. D. Que devient le caillot de sang après la ligature d'une artère?

R. Il devient dur, jaune, mais il ne s'organise pas.

723. D. Où rencontre-t-on le plus souvent la ménalose?

R. Sur la peau et dans l'œil.

724. D. Quand sait-on qu'on a affaire à une tumeur profonde?

R. C'est que la tumeur profonde n'est pas mobile parce qu'elle est située sous l'aponévrose.

725. D. Quel est le siége des tumeurs gommeuses?

R. C'est le tissu cellulaire sous-cutané.

726. D. Quelle est la marche de ces tumeurs?

R. Elles sont d'abord dures, puis fluctuantes.

727. D. Qu'est-ce que le glaucome?

R. C'est l'altération de la choroïde avec changement de couleur.

728. D. Quelle est la cause la plus commune de la paralysie de l'œil et du nerf facial?

R. C'est l'impression du froid.

729. D. Quels sont les caractères de la paralysie du nerf moteur oculaire commun?

R. L'œil est tourné en dehors ainsi que la pupille, il y a chute de la paupière, impossibilité de diriger l'œil en dedans et en bas, il y a strabisme divergent, la pupille est dilatée parce que les nerfs ciliaires du ganglion optique sont paralysés — la diplopie est très-rare.

730. D. A quel caractère reconnaît-on la paralysie du grand oblique de l'œil?

R. C'est à la diplopie, parce que les points de la rétine ne sont plus dans la même position par rapport à ceux de l'autre rétine.

731. D. Si l'on regarde l'œil d'un myope avec un ophthalmoscope, que voit-on?

R. On voit que le pigment est résorbé, que le malade a une sclérochoroïdite postérieure.

732. D. Quelle est la forme du tissu fibroplastique?

R. C'est un tissu allongé fusiforme.

733. D. Comment divise-t-on les pyrexies?

R. En continues, rémittentes, intermittentes.

734. D. Quel est le type le plus commun des fièvres pernicieuses ?

R. C'est le type tierce, ensuite quotidien.

735. D. Où se développent le plus souvent les corps fibreux chez la femme?

R. Dans l'utérus.

736. D. Quelles transformations subissent les corps fibreux de l'utérus ?

R. Ils peuvent s'enkyster ou bien passer à l'état graisseux ou à l'état cartilagineux.

737. D. Quel nom prennent-ils dans ce cas ?

R. On leur a donné le nom de pierre de l'utérus.

738. D. Comment se terminent les corps fibreux de l'utérus?

R. Soit par ulcération, ou bien ils gagnent de proche en proche et s'étendent indéfiniment.

739. D Quel est le fragment qui fait le dos de fourchette dans la fracture du radius ?

R. C'est le fragment inférieur.

740. D. Quel est le caractère de l'anévrysme artério-veineux ?

R. C'est que le bruit de souffle est double.

741. D. Jusqu'où remonte le caillot après la ligature ?

R. Jusqu'à la première collatérale.

742. D. Comment divise-t-on les anévrysmes artério-veineux ?

  R. En traumatiques et non traumatiques.

743. D. Quel est le symptôme capital dans les huit premiers jours de la fièvre typhoïde?

R. C'est la fréquence du pouls qui se maintient pendant ces huit jours à 120. (Trousseau).

744. D. Quelles sont les éruptions de la peau qui peuvent survenir pendant la durée de la fièvre typhoïde ?

R. Les taches lenticulaires, les sudamina, les pétéchies, les escarres, les taches bleues.

745. D. Comment fait-on pour savoir qu'un malade a des soubresauts dans les tendons ?

R. En mettant le doigt sur l'artère radiale et l'avant-bras; il suffit de ne toucher qu'un tendon; il y a contraction, mais ce n'est pas le tendon qui se contracte, mais le muscle.

746. D. Quelles sont les différentes espèces de calculs?

R. Les calculs urinaires, calculs biliaires, calculs salivaires, etc.

747. D. De quoi meurent les individus atteints d'un abcès par congestion ?

R. D'une infection purulente, rarement d'une infection putride, ou bien des causes générales viennent compliquer la maladie, par exemple la tuberculisation.

748. D. Qu'est-ce qu'une infection putride?

R. C'est une infection générale qui a lieu par

l'absorption du pus vicié, dénaturé par le contact de l'air par exemple.

749. D. Qu'est-ce qu'une otorrhée?
R. C'est un écoulement de pus par l'oreille.

750. D. D'où provient l'otorrhée?
R. Elle peut résulter d'une carie du rocher ou de l'inflammation de la muqueuse interne.

751. D. A quel âge a lieu l'otorrhée?
R. Dans l'enfance.

752. D. Comment peut-on savoir dans l'otorrhée si le pus provient du rocher ou de la muqueuse?
R. S'il vient du rocher, comme dans ce cas il y a carie de l'os, le pus est mal lié et rempli de graviers, il y a en outre toujours perforation du tympan et le malade perd l'ouïe.

753. D. Comment est le pouls dans la chlorose?
R. Il est très-ample.

754. D. Quel est le chiffre des globules dans la chlorose, sachant qu'à l'état normal il est de 127?
R. Il peut descendre à 27.

755. D. Qu'entend-on quand il y a un épanchement pleurétique?
R. Du souffle tubaire.

756. D. La période d'incubation est-elle longue dans la scarlatine?
R. Non, l'éruption éclate quelquefois le même jour que la fièvre.

**757.** D. Comment est la rougeur dans la scarlatine et comment est-elle dans la variole?

R. Dans la scarlatine elle est uniforme et par larges plaques, tandis qu'elle n'est point uniforme dans la variole.

**758.** D. Qu'est-ce qui accompagne toujours la scarlatine dans les deux premiers jours?

R. Une éruption miliaire.

**759.** D. Quelle est la sécrétion qui est modifiée dans la scarlatine ?

R. L'urine qui contient de l'albumine.

**760.** D. Quelles sont les maladies qui compliquent la scarlatine ?

R. C'est l'hydropisie et l'anasarque.

**761.** D. A quelle époque se manifestent l'albumine et l'anasarque dans la scarlatine ?

R. Du vingt et un au trentième jour, quelquefois plus d'un mois après.

**762.** D. Outre de l'albumine, que trouve-t-on encore dans les urines ?

R. Du sang.

**763** D. Ou est le siége de la congestion dans la paralysie de la jambe?

R. Dans le corps strié.

**764.** D. Et dans la paralysie du bras?

R. Dans la couche optique.

**765.** D. Le pied bot peut-il être considéré comme une luxation ?

R. Non, mais comme une simple déviation, car les os sont toujours en présence, mais seulement déviés.

766. D. Comment s'assure-t-on que le canal de Warton n'est pas oblitéré ?

R. Pour cela on fait mettre dans la bouche du malade un sel pour le faire saliver.

767. D. Quels sont les principaux polypes des fosses nasales ?

R. Ce sont les polypes fibreux et muqueux.

768. D. Combien y a-t-il d'espèces de paralysies?

R. Deux, les paralysies essentielles et les symptomatiques.

769. D. Combien y a-t-il de périodes dans la rougeole ?

R. Quatre, celle d'incubation, d'invasion, d'éruption et de desquamation.

770. D. Y a-t-il des symptômes pendant la période d'incubation?

R. Non, aucun.

771. D. Sous quelle forme se présente l'éruption dans la rougeole au début?

R. Sous forme de piqûres de puce qui s'effacent sous le doigt.

772. D. Quand l'éruption se fait-elle le plus rapidement, est-ce dans la variole confluente ou discrète ?

R. Dans la confluente.

773. D. S'il n'y a pas de râle crépitant dans la pneumonie, à quoi la reconnaît-on à l'auscultation?

R. A la respiration bronchique et à la bronchophonie.

774. D. Est-ce à l'inspiration ou à l'expiration que l'on entend le souffle tubaire?

R. A l'expiration.

775. D. Pourquoi les crachats sont-ils jus de pruneau dans la troisième période de la pneumonie?

R. Parce qu'ils ont été privés du contact de l'air.

776. D. Comment se termine la pleurésie?

R. Par résolution ou par suppuration.

777. D. S'il n'y a ni frisson ni égophonie, comment reconnaîtra-t-on qu'on a affaire à une pleurésie?

R. A la respiration bronchique et à la bronchophonie.

778. D. Qu'entraîne pour les femmes grosses la cachexie saturnine?

R. L'avortement; leurs enfants ne vivent pas plus longtemps que la première année.

779. D. Qu'est-ce qu'une varice?

R. C'est l'altération d'une veine et son développement.

780. D. Dans le cas où un individu a avalé un haricot et qu'il est tombé dans la trachée, qu'est-ce qui s'oppose à sa sortie?

R. La constriction de la glotte.

781. D. Quelles sont les maladies avec lesquelles on peut confondre l'hydrocèle?

R. Avec les épanchements de sang, avec les tumeurs encéphaloïdes.

782. D. Quel est le diagnostic différentiel entre l'hydrocèle et l'épanchement de   sa

R. C'est que dans ce cas la tumeur n'est pas transparente.

783. D. Quel est le diagnostic différentiel entre l'encéphaloïde et l'hydrocèle?

R. L'encéphaloïde est moins ovoïde, plus mou à des endroits que dans d'autres, il n'est pas transparent, d'ailleurs le testicule est isolé dans l'hydrocèle.

784. D. Combien y a-t-il d'espèces d'iritis?

R. Il y a l'iritis simple, l'iritis syphilitique.

785. D. Quels sont les symptômes de l'iritis simple?

R. Coloration de l'iris changée, rougie, la pupille est déformée, il y a un cercle du côté de la cornée formé de vaisseaux rouges.

786. D. Où trouve-t-on les enchondromes?

R. Aux doigts et à la région parotidienne.

787. D. Quand est-ce que commence la convalescence dans les maladies?

R. Quand les symptômes locaux ont cessé, qu'il n'y a plus de fièvre, quand l'appétit revient, quand les forces commencent à revenir.

788. D. Qu'appelle-t-on mouvements ataxiques?

R. Ce sont ceux de flexion et d'extension désordonnés.

789. D. Dans quelles maladies y a-t-il des mouvements toniques?

R. Dans le tétanos, la contracture spasmodique, l'épilepsie.

790. D. Dans quelles maladies y a-t-il des mouvements cloniques?

R. Dans la chorée et l'hystérie.

791. D. Dans la scarlatine, quel est le siége principal de l'éruption miliaire?

R. Dans les articulations.

792. D. La plupart des anus contre nature ont-ils des infundibulum?

R. Non, ils n'ont pas d'infundibulum dans la plupart des cas.

793. D. Quelle condition faut-il pour qu'il y ait un éperon?

R. Il faut que les deux bouts de l'intestin soient parallèles comme les canons d'un fusil?

794. D. Que présente de remarquable le bout supérieur de l'intestin dans l'étranglement?

R. Il présente une dilatation et de l'hypertrophie, le bout inférieur, au contraire, est atrophié et rétréci.

795. D. Quels sont les symptômes de la luxation dans la fosse ovalaire?

R. La cuisse est dans l'abduction, elle est un peu fléchie, il est impossible de la porter en dedans, on sent le vide dans la cavité cotyloïde.

796. D. Quelles sont les maladies dans lesquelles le sang est altéré?

R. Les globules diminuent dans la chlorose et l'anémie.

797. D. Comment constate-t-on le sucre dans les urines?

R. C'est à l'aide de la liqueur de Bariswill ou avec la potasse caustique chauffée avec l'urine.

798. D. Qu'y a-t-il du côté des poumons chez les diabétiques?

R. Des congestions pulmonaires.

799. D. Quels sont les signes de l'insuffisance des valvules sigmoïdes?

R. Le pouls est ondulant — pouls de Corigan, le maximum d'intensité est à la base du cœur.

800. D. Le sérum du kyste de l'ovaire est-il le même que le sérum du sang?

R. Non.

801. D. Que trouve-t-on dans les kystes de l'ovaire?

R. Des os, des poils, des cheveux.

802. D. A quelle époque arrivent les kystes de l'ovaire?

R. A l'époque de la ménopause.

803. D. Comment s'y prend-on pour palper les kystes de l'ovaire?

R. Il faut faire plier les cuisses sur le ventre pour obtenir le relâchement.

804. D. Quelles sont les tumeurs que l'on peut confondre avec les kystes de l'ovaire?

R. Les kystes de la paroi abdominale antérieure, un abcès de la fosse iliaque, un commencement de grossesse, les abcès rétro-utérins.

805. D. Comment reconnaîtra-t-on l'abcès rétro-utérin?

R. Par le toucher anal.

806. D. Combien de variétés d'accidents primitifs de la vérole?

R. Un seul, le chancre infectant.

807. D. Combien d'espèces d'hydrocèles?

R. L'hydrocèle vaginale, celle du cordon et celle du testicule.

808. D. L'hydrocèle congéniale peut-elle se produire à tout âge?

R. Oui, si la tunique vaginale n'adhère pas.

809. D. Comment distingue-t-on l'hydrocèle simple de l'hydrocèle congéniale?

R. C'est parce que dans cette dernière espèce on peut faire remonter le liquide.

810. D. A quel âge a lieu l'hydrocèle du cordon?

R. Rarement chez les adultes, on la trouve spécialement chez les très-jeunes enfants.

811. D. Avec quoi peut-on confondre l'hydrocèle du cordon?

R. Avec une hernie.

812. D. Pourquoi cela?

R. Parce que l'hydrocèle du cordon remonte jusqu'au canal inguinal, et que quand le malade tousse, la toux repousse l'hydrocèle comme une véritable hernie.

813. D. Quelles sont les affections qui donnent lieu à l'amaurose ?

R. Une congestion de la rétine, l'atrophie du nerf optique, la dépigmentation.

814. D. Comment appelle-t-on la rétine quand, dans la dépigmentation, elle présente des points noirs et des points gris?

R. On dit qu'elle est tigrée.

815. D. Qu'est-ce qui donne lieu à la cyanose?

R. La persistance du trou de Botal, — les embolies de la veine cave supérieure ou inférieure, — les altérations du sang, — enfin quand la circulation se trouve arrêtée par une cause mécanique quelconque.

816. D. Un enfant très-jeune a une bronchite capillaire, pourquoi lui ordonne-t-on un vomitif?

R. Parce que les très-jeunes enfants ne peuvent rejeter les crachats.

817. D. Comment est le sang dans l'hématémèse (diognostic avec sang d'hémoptysie).

R. Ce sang est noir, il contient des matières alimentaires, il n'est pas aéré, le malade ne tousse pas, tandis que dans l'hémoptysie il tousse.

818. D. Quelles sont les lésions de l'estomac qui donnent lieu aux exhalations sanguines?

R. Les cancers, les ulcères.

819. D. Comment distinguer le sang qui provient

d'un cancer de l'estomac, de celui qui provient d'un ulcère?

R. Le sang de l'ulcère simple n'est pas noir, tandis que le sang qui provient d'un cancer ou d'un ulcère cancéreux est noir.

820. D. Quel pronostic entre l'ulcère et le cancer ?

R. C'est qu'il peut y avoir cicatrisation et retour à la santé dans l'ulcère simple, jamais dans le cancer.

821. D. Quels sont les accidents suite de l'ulcère simple de l'estomac?

R. Les hémorrhagies et la perforation de l'estomac.

822. D. Quels sont les kystes que l'on peut trouver dans les reins?

R. Les kystes hydatiques.

823. D. Qu'est-ce que la leucocythémie?

R. C'est une maladie générale caractérisée par l'augmentation des globules blancs avec altération du système ganglionnaire, aussi l'appelle-t-on leucocythémie hypertrophique.

824. D. Qu'est-ce que la pyémie?

R. C'est une maladie générale dans laquelle il se forme du pus dans le sang, qui se dépose dans les articulations, les muscles, les organes parenchymateux.

825. D. Quels sont les symptômes du glaucome?

R. La pupille est immobile, il y a diminution pigmentaire, le globe de l'œil paraît aug-

menté de volume, la cornée reste transparente, il y a douleur dans l'œil, la vue
se trouble, et le malade la perd.

826. D. Que trouve-t-on à l'anatomie pathologique
dans le glaucome ?

R. Dépression de la rétine et disposition de
ses vaisseaux en crochets; c'est la rétine
qui dans cette maladie est le plus lésée,
il y a choroïdo-rétinite avec tendance à
l'augmentation des milieux de l'œil et
formation de lymphe plastique.

827. D. Quel est le siége de la hernie crurale à la
première période ?

R. Elle est dans l'infundibulum où elle reste
très peu de temps.

828. D. Et à la deuxième période ?

R. Elle a perforé le cribliformis là où passent
les vaisseaux lymphatiques et c'est là où
elle s'étrangle.

829. D. Comment se fait-il que le fascia-cribli-
formis qui est mou et élastique puisse
étrangler la hernie?

R. C'est que par suite de l'inflammation il
s'épaissit et durcit.

830. D. Quels sont les symptômes de la cyrrhose?

R. Ascite ictère, mais à teinte moins foncée
que dans l'ictère ordinaire, diminution
d'albumine dans le sang, troubles des
fonctions digestives, vomissements.

831. D. Comment peut-on distinguer l'ascite d'un
kyste de l'ovaire ?

R. C'est que le déplacement du liquide ne peut avoir lieu dans le kyste tandis qu'on constate le déplacement du liquide dans l'ascite.

832. D. Où le kyste fibreux de l'utérus prend-il naissance ?

R. Dans le tissu musculaire.

833. D. A quoi est due la douleur qu'éprouve la malade ?

R. A la compression du plexus sacré par le corps fibreux.

834. D. A quelle époque les kystes fibreux sont-ils le plus dangereux ?

R. Tant que les femmes ont encore leurs règles, parce qu'ils peuvent les empêcher d'accoucher, mais ils ne sont plus dangereux à l'époque de la ménopause parce qu'alors il n'y a plus crainte d'hémorrhagie.

835. D. Quelle est des deux fractures l'intra et l'extracapsulaire la plus dangereuse ?

R. C'est l'extracapsulaire, parce qu'il y a impossibilité d'immobiliser le fragment supérieur.

836. D. Quels sont les signes de la fracture du col de fémur ?

R. Rotation du pied en dehors, la cuisse est dans l'abduction et un peu fléchie.

837. D. Dans quel cas a lieu la fracture extra-capsulaire ?

R. Dans le cas de chute sur le grand trochanter.

838. D. Dans quel cas a lieu la fracture intracapsulaire ?

R. Dans les chutes sur les pieds.

839. D. Quand la fracture est intracapsulaire,
combien y a-t-il eu de chutes ?

R. Deux, une première sur les pieds, puis
l'individu tombe ensuite sur la hanche
ne pouvant se tenir debout après que la
fracture intracapsulaire s'est produite.

840. D. A quoi donne lieu cette seconde chute
sur le grand trochanter ?

R. A une contusion au grand trochanter qui
fait croire à une fracture extracapsulaire.

841. D. Qu'arrive-t-il au fragment interne dans
la fracture de la clavicule ?

R. Il est porté en haut ; quant au fragment
externe, il est porté en bas, en avant et en
dedans.

842. D. Quel appareil emploie-t-on pour réduire
les fractures de la clavicule ?

R. L'appareil de Mayor.

843. D. Est-ce le tronc de la saphène interne ou
ses affluents qui sont le plus sujets aux
varices ?

R. Ce sont ses affluents.

844. D. Qu'est-ce que peuvent amener les varices
du cordon ?

R. L'impuissance.

845. D. L'anévrysme artérioso-veineux trauma-

tique est-il toujours produit par un instrument piquant et tranchant ?

R. Non, il peut être produit par un corps rond, par exemple un grain de plomb.

846. D. Citer un exemple de transformation de maladie ?

R. Les fièvres bilieuses en fièvres intermittentes.

847. D. Qu'est-ce qu'une métastase ?

R. C'est le changement de lieu d'une maladie.

848. D. Dans la pleurésie sent-on les vibrations thoraciques ?

R. Non.

849. D. Est-ce en arrière ou en avant de la poitrine qu'il faut surtout ausculter en cas de tubercules ?

R. En arrière et dans la fosse susépineuse.

850. D. Qu'est-ce que la mydriase ?

R. C'est la dilatation de la pupille.

851. D. Qu'est-ce que la dacryoblennorrhée ?

R. C'est l'inflammation des glandules du sac lacrymal et du canal nasal.

852. D. Ou est située l'artère épigastrique dans la hernie crurale ?

R. En dehors et en haut du sac.

853. D. Quelles sont les portions de l'intestin le plus souvent atteintes par le cancer ?

R. Le rectum, l'anus et le côlon.

854. D. Comment s'assurera-t-on qu'il y a cancer du rectum ?

R. Par la tumeur que l'on sentira dans l'abdomen, par la dyspepsie, par la constipation, par les hémorrhagies, enfin en introduisant le doigt dans l'anus; le doigt sera pressé par la tumeur si elle est au commencement du rectum.

855. D. Quels sont les symptômes de l'hydropueumothorax?

R. Souffle tubaire, tintement métallique, bruit hydroaérique à la succussion hippocratique.

856. D. Qu'est-ce qui annonce que l'hydropneumothorax vient de se faire à l'instant?

R. Une douleur considérable dans la poitrine et une dyspnée extrême.

857. D. Dans quels cas trouve-t-on des ulcérations dans le larynx?

R. Dans la laryngite tuberculeuse, dans la phthisie, dans la syphilis.

858. D. Quels sont les ulcères les plus dangereux, des ulcères vénériens ou des ulcères tuberculeux?

R. Ce sont les tuberculeux, car les autres peuvent se guérir par le traitement de la syphilis.

859. D. Comment reconnaît-on que le larynx est ulcéré?

R. La voix est très-rauque.

860. D. Si l'ulcération est située dans l'épiglotte, quel est le pronostic?

R. Il y a menace de suffocation parce qu'il

y a perte de substance de l'épiglotte et que le liquide quand on boit peut pénétrer dans le larynx.

861. D. Quelles sont les causes de la péritonite chronique ?

R. Ce sont les cancers des intestins et les tubercules.

862. D. Qu'est-ce qu'une complication dans une maladie ?

R. C'est une maladie qui s'ajoute à une autre.

863. D. Dans la fièvre typhoïde quelles sont les lésions de l'intestin ?

R. Les follicules s'hypertrophient et sont saillants.

864. D. Qu'est-ce qui sort des follicules hypertrophiés de l'intestin dans la fièvre typhoïde ?

R. Une matière rosée qui plus tard tombe en déliquium.

865. D. Comment est la rate dans la fièvre typhoïde ?

R. Elle est ramollie.

866. D. Comment sont les poumons ?

R. Ils sont engorgés, congestionnés.

867. D. A quoi cela donne-t-il lieu ?

R. A des pneumonies hypostatiques.

868. D. Quels sont les premiers symptômes de l'invasion de la scarlatine ?

R. Douleurs gravatives profondes, — vomissements bilieux, — fièvre très-intense, — mal de gorge.

869. D. Comment est la chaleur dans la scarlatine ?

R. C'est celle de toutes les maladies qui offre l'intensité la plus grande — 40°, 41°.

870. D. Comment est le pouls ?

R. Très-fréquent, très-élevé.

871. D. Pendant combien de temps a-t-on à craindre l'albuminurie dans la scarlatine ?

R. Pendant 30 jours.

872. D. Comment commence l'albuminurie ?

R. Par l'œdème qui arrive souvent pendant la convalescence ?

873. D. Quelles sont les complications de la scarlatine du côté de la bouche ?

R. Langue pultacée, abcès des ganglions, angine diphthérique.

874. D. Comment s'explique-t-on que l'anévrysme puisse user les os et les perforer ?

R. C'est parce que les couches osseuses en contact avec l'anévrysme finissent par s'atrophier; c'est là ce qui produit l'usure et la perforation des os, surtout du sternum par l'anévrysme de l'aorte.

875. D. L'enchondrome n'est-il formé que par la substance cartilagineuse?

R. Non, il renferme encore de la substance osseuse.

876. D. Comment est cette tumeur ?

R. Elle est dure, bosselée, élastique, on la rencontre souvent aux métacarpes, elle est rarement isolée.

877. D. Comment se divisent les rétrécissements de l'œsophage ?

R. En fibreux, concéreux, spasmodiques.

878. D. Quelle est la partie où on les rencontre le plus fréquemment ?

R. C'est à la portion cervicale.

879. D. Quels sont les symptômes de ces rétrécissements ?

R. Dysphagie ; — pour les reconnaître on peut introduire une sonde résistante dans l'œsophage.

880. D. Comment est terminée cette sonde ?

R. Par un bout ovalaire.

881. D. Qu'est-ce que la gastrotomie ?

R. C'est une ouverture faite à l'estomac.

882. D. Dans quel cas fait-on cette ouverture ?

R. Dans le cas de rétrécissement de l'œso-phage ?

883. D. Qu'est-ce que le glaucome ?

R. C'est une iridochoroïdite.

884. D. Pourquoi les malades ne voient-ils pas dans cette maladie ?

R. Parce que la rétine est recouverte d'ex-suda qui la compriment et lui font perdre sa vitalité.

885. D. Quelle différence y a-t-il au point de vue

anatomique entre le cancroïde et le cancer ?

R. C'est que le cancroïde n'est formé que de tissu épidermique tandis que le cancer est formé de tissu squirrheux ou encéphaloïde.

886. D. De quoi est formé le cancer mélanique ?
R. De tissu pigmentaire.

887. D. Quelles sont les différentes fistules des organes génito-urinaires ?
R. Il y a les fistules urétrales et vésicales.

888. D. Comment se divisent les fistules urétrales ?
R. En fistules rectales, périnéales, scrotales.

889. D. Quelle est la cause la plus fréquente de la fracture du col du fémur ?
R. Une chute sur le grand trochanter.

890. D. Quels sont les symptômes de cette fracture ?
R. Raccourcissement, impossibilité de lever le membre, rotation en dehors.

891. D. Donner un exemple d'affection ?
R. On range parmi les affections la pléthore, l'anémie.

892. D. Combien y a-t-il de périodes dans la coqueluche ?
R. Il y a la période catarrhale d'abord, puis la période spasmodique.

893. D. Dans cette maladie l'inspiration est-elle plus pénible que l'expiration ?

    R. L'inspiration est plus pénible que l'expiration.

894. D. De quoi s'accompagne l'inspiration ?
    R. De sifflement.

895. D. De quoi se compose l'expiration ?
    R. De quintes de toux très-rapprochées, si rapprochées que l'enfant n'a pas le temps d'inspirer, c'est pour cela qu'il y a sifflement à l'inspiration.

896. D. Comment est la figure de l'enfant pendant la quinte de toux ?
    R. Elle est congestionnée et couverte de sueur.

897. D. Dans quelle maladie y a-t-il algidité?
    R. Dans le choléra.

898. D. De combien de degrés baisse la température dans ce cas?
    R. De deux ou trois degrés seulement; il n'y a qu'aux extrémités qu'elle baisse beaucoup plus que cela.

899. D. Quels sont les phénomènes qui résultent de la suspension de la circulation ?
    R. C'est la cyanose.

900. D. Dans le cas de choléra, pendant la période algide et de cyanose, qu'arriverait-il si l'on ouvrait l'artère épigastrique?
    R. Il ne s'écoulerait pas une goutte de sang.

901. D. Pourquoi cela?
    R. Parce qu'il y a arrêt de la circulation, — le sang perd même le pouvoir d'absor-

ber, aussi les liqueurs les plus septiques
ne peuvent-elles empoisonner.

902. D. De quelle couleur est le rein dans le
deuxième degré de la maladie de Bright?

R. Il est jaune comme du saumon.

903. D. Et dans le troisième degré?

R. Les granulations sont blanches comme
du fromage.

904. D. Quels sont les symptômes de la rougeole
maligne?

R. Hémorrhagies multiples soit de l'intestin,
soit des poumons et finalement gangrène
pulmonaire, l'éruption de la peau elle-
même donne lieu à des hémorrhagies.

905. D. A quoi reconnaît-on que l'on a affaire à
une fièvre pernicieuse?

R. A l'irrégularité des stades, — aux syn-
copes, — aux hématémèses, — à la diarrhée sanguinolente, — à une algidité extrême, — à une diaphorèse extraordi-
naire, — aux délires et convulsions.

906. D. Combien dure le plus souvent l'accès
d'une fièvre intermittente?

R. Deux à trois heures.

907. D. En quoi diffère surtout la goutte du rhumatisme?

R. La goutte ne s'accompagne pas de lésion
cardiaque comme le rhumatisme; — dans
la goutte il y a colique néphrétique et
émission de sable ou de gravier dans
les urines, il n'y a pas cela dans le

rhumatisme; — les concrétions topha-
cées sont l'apanage de la goutte et non du
rhumatisme; — la goutte est précédée de
phénomènes particuliers, abattement du
côté des facultés intellectuelles — ano-
rexie, — urine rare, troublée, douleurs
de rein.

908. D. Qu'est-ce qu'une diathèse?

R. C'est une disposition générale en vertu
de laquelle un individu est atteint de
plusieurs affections locales du même
genre.

909. D. Quelle différence y a-t-il entre l'écartement du coude dans la luxation de l'é-
paule et l'écartement du coude dans la
fracture ou la contusion de l'épaule?

R. C'est que dans la luxation le coude ne
peut être rapproché du tronc soit par le
malade, soit par le médecin, tandis que
dans la contusion et la fracture il peut
être rapproché.

910. D. Quel siége occupe de préférence la fissure
de l'anus?

R. Elle se trouve située à la réunion de la
muqueuse et de la peau.

911. D. Quelles sont les maladies de la peau qui
prédisposent à la fissure?

R. L'herpès.

912. D. Dans quels cas trouve-t-on des congestions passives du foie?

R. Dans les maladies du cœur.

913. D. Dans quels cas trouve-t-on des congestion actives ?

R. Dans la cyrrhose et le cancer.

914. D. Quelles sont les différentes ulcérations de
la cornée ?

R. Les superficielles, — les profondes, —
les transparentes — et non transparentes.

915. D. Diagnostic différentiel entre tumeur adénoïde et tumeur maligne de la ma-
melle ?

R. La tumeur adénoïde présente l'absence
d'adhérence et de vascularité de la peau,
— le défaut absolu de rétraction du ma-
melon, — mobilité complète des tégu-
ments bien que les bosselures soient immédiatement sous-cutanées, — glisse-
ment facile de la face profonde de la tumeur, — enfin absence d'altération des
ganglions axillaires ; c'est le contraire dans
la tumeur maligne.

916. D. Diagnostic différentiel entre tumeur adénoïde fibreuse de la mamelle et enchondrome ?

R. L'enchondrome de la mamelle est excessi-
vement rare, en outre il est généralement
plus dur et offre toujours certains ma-
melons élastiques tandis que dans l'adénoïde on retrouve une sensation de mol-
lesse.

917. D. Si la tumeur s'est ulcérée, si la phlegmasie

a amené l'adhérence, une rougeur plus
vive, l'amincissement et enfin la perforation de la peau , comment distinguer
cette tumeur adénoïde simple d'une tumeur de mauvaise nature ?

R. Ce n'est pas à l'ulcère lui-même qu'il
faut s'adresser pour établir un diagnostic
exact, mais bien à la portion de la masse
non encore ulcérée où l'on retrouve tous
les signes de l'adénoïde simple ( Nélaton).

918. D. Quand est-ce qu'une ligature est très-
longue à tomber ?

R. Quand on a pris du tissu cellulaire avec
l'artère.

919. D. Ou place-t-on la ligature quand l'artère
est malade ?

R. On lie au-dessus du point malade.

920. D. Quelles sont les causes d'hypertrophie de
la rate ?

R. Ce sont les fièvres intermittentes longtemps prolongées.

921. D. Quels sont les accidents qui prédominent
dans la leucocythémie ?

R. Ce sont les hémorrhagies et les épanchements sanguins.

922. D. Quels sont les signes du ramollissement
dans la région lombaire ?

R. Paralysie progressive du rectum et des
membres inférieurs.

923. D. Donner un exemple de solution de continuité congénitale?

R. Le bec-de-lièvre.

924. D. Comment peut-on distinguer le liquide séreux du liquide rachidien?

R. L'analyse chimique peut seule décider la question ; la différence entre la sérosité du sang et le liquide rachidien est facile à établir : ainsi, tandis que le liquide rachidien renferme peu d'albumine et de chlorure de sodium, la sérosité au contraire provenant du sang en renferme une assez grande quantité (Verneuil).

925. D. Quelles sont les tumeurs qui peuvent se développer dans le foie ?

R. Des abcès, — des kystes, — des cancers, — des tubercules.

926. D. Dans quels cas trouve-t-on du pus dans le foie ?

R. Dans les abcès, les cancers du foie ; le pus peut venir aussi des organes voisins qui, après avoir contracté des adhérences avec cet organe à la suite d'inflammation, se sont vidés dans le foie?

927. D. Combien y a-t-il de sortes de gravelles?

R. La gravelle rouge et la grise.

928. D. Par quoi est formée la gravelle rouge ?

R. Par l'acide urique et la grise par des phosphates.

929. D. Comment est le pouls dans l'insuffisance aortique?

**R.** Il est plein, fort, irrégulier.

**930. D.** Qu'est-ce qui accompagne souvent la diphthérite?

**R.** La paralysie, souvent l'amaurose.

**931. D.** Où règnent principalement les maladies de foie?

**R.** Aux tropiques.

**932. D.** Quel est le symptôme caractéristique de l'angine de poitrine?

**R.** Une douleur vive derrière le sternum avec suffocation.

**933. D.** Dans l'hydrocèle, quand on regarde le testicule, paraît-il plus gros ou moins gros qu'il ne l'est en effet (Nélaton) ?

**R.** Il paraît moins gros; ceci est très-important pour faire la ponction, car on comprend que le testicule étant plus gros qu'il ne le paraît il faudra ponctionner au delà de l'ombre qu'il projette (Nélaton).

**934. D.** Quel est le corps qu'on rencontre le plus souvent dans les voies aériennes.

**R.** Le haricot chez les enfants.

**935. D.** Pourquoi le haricot est-il dangereux ?

**R.** Parce qu'il se gonfle.

**936. D.** Au bout de combien de temps les enfants meurent-ils?

**R.** Au bout de 4 jours (Nélaton).

**937. D.** L'enfant éprouve-t-il dans ce cas une dyspnée continue (Nélaton)?

**R.** Non, mais par accès; dans les intervalles l'enfant respire très-bien.

4

938. D. Quels sont les symptômes que fournit l'auscultation quand le haricot est dans les voies aériennes.

R. S'il est mobile l'on entend un bruit de choc sourd, c'est le bruit que fait le corps en venant frapper contre le larynx.

939. D. Si le corps s'est arrêté dans une bronche, qu'arrive-t-il du côté des poumons?

R. Le bruit respiratoire cesse dans le poumon correspondant.

940. D. Dans quel cas trouve-t-on des insuffisances?

R. Dans les rhumatismes articulaires, — dans l'anévrysme de l'aorte, parce que cette dilatation écarte les valvules.

941. D. Comment est le cœur dans l'insuffisance aortique?

R. Il est plus développé.

942. D. Comment meurt-on dans les insuffisances aortiques?

R. Tout d'un coup, subitement.

943. D. Où est le siége de l'œdème de la glotte?

R. Dans les replis arythénoépiglottiques.

944. D. Que trouve-t-on dans ces replis?

R. Du pus, suite de l'inflammation.

945. D. Quel est la cause de cet œdème?

R. C'est la laryngite chronique ulcéreuse, quelquefois il survient à la suite d'une angine simple.

946. D. Avec quoi peut-on le confondre?

R. Avec le croup, — l'anévrysme de l'aorte,
— la compression du nerf récurrent.

947. D. Comment sont les vomissements dans la colique de plomb?

R. Ils sont verts porracés.

948. D. Sur quels muscles agit la colique de plomb pour produire des douleurs de ventre?

R. Sur les muscles des parois abdominales.

949. D. Quelle est la paralysie que l'on peut confondre avec la paralysie saturnine?

R. La paralysie du nerf radial.

950. D. Voit-on souvent le tremblement saturnin?

R. Non.

951. D. Qu'appelle-t-on mal perforant?

R. C'est une affection singulière dont le caractère essentiel est de déterminer des perforations allant de la peau du pied jusqu'aux saillies osseuses.

952. D. Que se passe-t-il du côté des fonctions du larynx dans la syphilis?

R. La voix est altérée.

953. D. Quelle différence y a-t-il entre le chancre mou et le chancre induré?

R. C'est que le chancre mou avec ou sans bubon suppurant reste local, et que le chancre induré avec sa pléiade donne la syphilis constitutionnelle.

954. D. Quel est le signe ordinaire du début de la fièvre puerpérale?

R. Les malades accusent ordinairement une douleur dans le région rénale, au début de la péritonite puerpérale.

955. D. Quels sont les symptômes du kyste de l'ovaire ?

R. Douleur vive dans le flanc droit ou gauche augmentant par la marche et les efforts, — tumeur ovoïde, mobile, plus ou moins grosse, — troubles nerveux, — troubles fonctionnels, — émission de l'urine difficile, douloureuse, — perte d'appétit, vomissements.

956. D. A quel stade, dans les fièvres intermittentes, la température est-elle le plus élevé ?

R. C'est au stade de frisson.

957. D. Par quoi est formée la couenne du sang ?

R. Par la fibrine qui retient des globules emprisonnés.

958. D. Quelle est la maladie qui donne la couenne la plus forte ?

R. Le rhumatisme.

959. D. Y a-t-il une maladie non inflammatoire qui donne lieu à la couenne ?

R. Oui, c'est la chlorose et l'anémie, plus on saigne plus la couenne augmente.

960. D. Quels sont les symptômes du rhumatisme articulaire ?

R. Douleur, chaleur, rougeur, tumeur de la partie malade, gêne dans la fonction.

961. D. Quels sont les muscles qui sont affectés
le plus souvent de rhumatisme?

R. Ce sont ceux du cou, ceux de l'épaule et
puis les muscles lombaires.

962. D. Y a-t-il des muscles de la vie organique
qui soient affectés de rhumatisme?

R. Oui, le diaphragme, — la vessie, — le
pharynx.

963. D. Quels sont les symptômes généraux du
rhumatisme?

R. Fièvre intense, frisson, endocardite.

964. D. Qu'est-ce que l'hypérémie?

R. C'est l'augmentation de sang dans une
partie.

965. D. Quand cette augmentation est générale,
comment s'appelle-t-elle?

R. Pléthore.

966. D. Comment peut être troublée la sensibilité
cutanée?

R. Par une hypéresthésie ou une anesthésie
symptomatique ou idiopathique.

967. D. Comment distingue-t-on la gastralgie ordinaire de la goutteuse?

R. Parce que dans cette dernière il se forme
beaucoup de gaz dans l'estomac.

968. D. A quel moment de la journée arrivent
surtout les accès dans la fièvre tierce intermittente?

R. Le matin avant midi.

969. D. Comment se fait le caillot?

R. Les globules tombent au fond du vase

4.

pour former le caillot, et la fibrine monte à la partie supérieure.

970. D. Par quoi est formé le coagulum?

R. Par des globules, un peu de fibrine et du sérum.

971. D. Qu'est-ce qui donne lieu à un petit ou à un gros caillot?

R. C'est la rapidité avec laquelle la fibrine se coagule; plus elle se coagule vite, plus elle se contracte et plus le caillot est petit.

972. D. Où trouve-t-on l'albumine dans le sang?

R. Dans le sérum.

973. D. Quelle différence anatomique y a-t-il entre la congestion pulmonaire et la pneumonie (N. Guillot)?

R. C'est que dans la pneumonie, il y a dépôt de fibrine dans tous les vaisseaux, tandis qu'il n'y a pas de dépôt fibrineux dans la congestion pulmonaire.

974. D. La gale ne se trouve-t-elle qu'au niveau des jointures et entre les doigts?

R. Elle se trouve aussi au bout des seins chez la femme et à la verge chez l'homme.

975. D. Quelles sont les éruptions qui accompagnent la gale?

R. L'impétigo, — l'ecthyma, — le prurigo.

976. D. Où trouve-t-on des abcès par congestion?

R. On n'en trouve qu'à la colonne vertébrale, — à cause de la disposition anatomique.

977. D. Des deux hernies inguinale et crurale,

quelle est celle qui est la plus fréquente chez l'homme?

R. C'est l'inguinale, quatre-vingt-dix-neuf fois sur cent.

978. D. Pourquoi cela?

R. C'est à cause de la disposition du canal inguinal, plus développé chez l'homme.

979. D. Quel est le traitement du glaucome?

R. Il faut enlever entièrement la pupille, même aux dépens de la sclérotique.

980. D. Que perçoit la main quand on l'applique sur un anévrysme artérioso-veineux?

R. Susurrus, frémissement externe.

981. D. Quelles sont les luxations de l'épaule les plus fréquentes?

R. Les luxations sous-coracoïdiennes et ensuite intracoracoïdiennes.

982. D. Dans la luxation sous-coracoïdienne, où est située la tête?

R. Elle est située sous le muscle sous-scapulaire.

983. D. Comment s'appelle encore l'extracoracoïdienne?

R. Elle s'appelle aussi sous-pectorale, parce que la tête de l'humérus est sous le grand pectoral.

984. D. Chez qui le coryza est-il dangereux?

R. Chez les enfants à la mamelle, parce qu'ils ne peuvent respirer en prenant le sein, et peuvent mourir soit de faim, soit asphyxiés.

985. D. Chez quels malades rencontre-t-on surtout la pituite?

R. Chez les gastralgiques et chez les ivrognes, surtout le matin.

986. D. Comment pourra-t-on savoir que l'on a affaire à une exsudation simple des amygdales, ou bien à un commencement d'angine couenneuse (Rayer)?

R. C'est que dans l'angine couenneuse, les pseudomembranes occupent non–seulement les amygdales, mais encore l'arrière-bouche et le voile du palais, ensuite elles se développent très–vite, ce qui n'a pas lieu dans l'exsudation simple.

987. D. Dans la fièvre typhoïde, que voit-on souvent à la fin de la maladie?

R. Des abcès multiples.

988. D. Sur quelle partie du corps siégent surtout les anthrax?

R. A la région du cou, sur la nuque.

989. D. Chez qui les voit-on surtout?

R. Chez les vieillards.

990. D. L'éruption est-elle continue ou intermittente dans la fièvre urtiée?

R. Elle est intermittente, quelquefois elle disparaît pendant quatre heures pour reparaître ensuite.

991. D. Quels corps étrangers trouve-t-on dans les reins, dans la maladie de Bright?

R. Des graviers, des kystes séreux, hydatides.

992. D. Qu'arrive-t-il quand le rein est rempli de
kystes séreux?

R. Les substances tubuleuse et corticale s'a-
trophient. D'où fièvre urineuse, convulsions, mort.

993 D. Comment reconnaît-on qu'il y a arrêt de
matières fécales dans le rectum ?

R. Par le toucher anal, — par la palpation,
par la constipation — par les lavements
qui ne franchissent pas l'obstacle.

994. D. Où observe-t-on les taches bleues dans la
fièvre typhoïde?

R. Elles occupent surtout l'abdomen et la
naissance des cuisses.

995. D. Est-ce un signe grave ?
R. Non.

996. D. A quel âge trouve-t-on les polypes fibreux
(Nélaton) ?

R. Surtout chez les jeunes gens.

997. D. Combien y a-t-il de formes d'apoplexie
(Marcel) ?

R. Il y a l'apoplexie épileptiforme et l'apoplexie convulsive.

998 D. Où se font les convulsions dans l'apoplexie convulsive ?

R. A la face.

999. D. Peut-on réduire facilement une fracture
du corps du fémur (Malgaigne)?

R. Dans l'immensité des cas il faut y re-
noncer.

1000. D. Est-il plus facile de la réduire immédiatement que vingt-quatre heures après l'accident (Malgaigne) ?

R. Il est plus facile de la réduire immédiatement parce que les muscles n'étant pas encore enflammés l'on peut ramener le fémur à sa longueur normale.

FIN DU DEUXIÈME ET CINQUIÈME EXAMENS.

---

# RECUEIL DE QUESTIONS

POSÉES

AUX 5 EXAMENS DE MÉDECINE ET AUX ACCOUCHEMENTS

15 volumes. — Chaque volume. 1 50

---

Imprimerie L. Toinon et Cⁱᵉ, à Saint-Germain.

# DU MÊME AUTEUR.

**Recueil de questions** posées au 5ᵉ examen, sur les accouchements. 2 volumes...................... 3 »

**Recueil de questions** posées aux 2ᵒ et 5ᵉ examens, pathologie interne et externe, — clinique. 2 volumes... 3 »

**Recueil de questions** posées au 1ᵉʳ examen, anatomie et physiologie. 2 volumes..................... 3 »

**Recueil de questions** posées au 3ᵒ examen, physique, histoire naturelle, chimie. 5 volumes................ 7 50

**Recueil de questions** posées au 4ᵉ examen, hygiène, pharmacologie, thérapeutique, matière médicale, médecine légale, toxicologie. 5 volumes................... 7 50

**L'arbre de la science.** 1 volume................. 4 »

**La fin du Monde par la science.** 3ᵉ édition. 1 volume..................................... 1 50

Imprimerie L. Toinon et Cᵉ, à Saint-Germain.